Ratgeber Suizidalität

Ratgeber Kinder- und Jugendpsychotherapie
Band 27

Ratgeber Suizidalität

Prof. Dr. Christoph Wewetzer, Dr. Kurt Quaschner

Herausgeber der Reihe:

Prof. Dr. Manfred Döpfner, Prof. Dr. Dr. Martin Holtmann,
Prof. Dr. Gerd Lehmkuhl, Prof. Dr. Franz Petermann

Begründer der Reihe:

Manfred Döpfner, Gerd Lehmkuhl, Franz Petermann

Christoph Wewetzer
Kurt Quaschner

Ratgeber Suizidalität

Informationen für Betroffene, Eltern, Lehrer und Erzieher

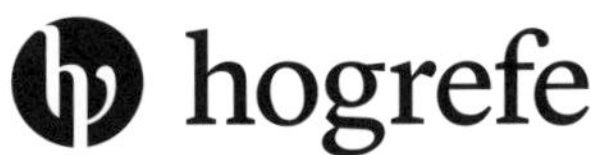

Prof. Dr. med. Christoph Wewetzer, geb. 1959. Seit 2005 Leiter der Klinik für Kinder- und Jugendpsychiatrie und Psychotherapie der städtischen Kliniken Köln gGmbH.

Dipl. Psych. Dr. rer. nat. Kurt Quaschner, geb. 1955. Seit 2004 Leitender Psychologe an der Klinik für Kinder- und Jugendpsychiatrie; Psychosomatik und Psychotherapie des Universitätsklinikums Marburg.

Bibliografische Information der Deutschen Nationalbibliothek
Die Deutsche Nationalbibliothek verzeichnet diese Publikation in der Deutschen Nationalbibliografie; detaillierte bibliografische Daten sind im Internet über http://dnb.dnb.de abrufbar.

Hogrefe Verlag GmbH & Co. KG
Merkelstraße 3
37085 Göttingen
Deutschland
Tel. +49 551 999 50 0
Fax +49 551 999 50 111
verlag@hogrefe.de
www.hogrefe.de

Umschlagabbildung: © istock.com by Getty Images/sdominick
Illustrationen: Klaus Gehrmann, Freiburg; www.klausgehrmann.net
Satz: Mediengestaltung Meike Cichos, Göttingen
Druck: AZ Druck und Datentechnik, Kempten
Printed in Germany
Auf säurefreiem Papier gedruckt

1. Auflage 2019

(E-Book-ISBN [PDF] 978-3-8409-2923-6; E-Book-ISBN [EPUB] 978-3-8444-2923-7)
ISBN 978-3-8017-2923-3
http://doi.org/10.1026/02923-000

Zielsetzung des Ratgebers

In der klinischen Praxis nimmt die Anzahl der Kinder und Jugendlichen, die angeben, sich das Leben nehmen zu wollen, oder die einen Suizidversuch begangen haben, immer mehr zu. Der Begriff Suizidalität beschreibt die gesamte Bandbreite von ganz allgemeinen Suizidgedanken über konkrete Suizidabsichten bis hin zu Suizidankündigungen, Suizidversuchen und Suiziden. Dabei sind die Gründe für Suizidalität sehr unterschiedlich und vielgestaltig. Manchmal kommt der Wunsch, zu sterben, ganz plötzlich und spontan, manchmal ist er aber auch das Ergebnis lange bestehender Probleme und Überlegungen. Somit kommt der Einschätzung, wie gefährdet ein Kind oder Jugendlicher mit suizidalen Gedanken oder Absichten ist, eine überragende Bedeutung zu.

Waren es früher überwiegend Jugendliche, die Suizidgedanken angaben, sind es heute immer öfter auch Kinder, die von konkreten Suizidabsichten sprechen. Dabei sind vollendete Suizide bei Kindern nach wie vor sehr selten. Hingegen ist der Suizid bei Jugendlichen die zweithäufigste Todesursache nach den Verkehrsunfällen. Für Eltern, Lehrer und Erzieher sind diese suizidalen Gedanken und suizidalen Handlungen ein Anlass größter Sorge und Angst. Hier möchte der Ratgeber helfen, als erstes mit der Vermittlung von Wissen über die Entwicklung von suizidalen Gedanken und Handlungen. Dies gilt für die Betroffenen selbst, aber auch für ihr soziales Umfeld. Oft ist Suizidalität ein Tabuthema. Eltern, Lehrer und nicht selten auch Fachkräfte scheuen davor zurück, dieses Thema anzusprechen. Der Ratgeber will Mut machen, Suizidalität offen anzusprechen und als ein Notsignal von Kindern und Jugendlichen aufzufassen.

Als zweites beschreibt der Ratgeber die Risikofaktoren für einen möglichen Suizid und wie man diese erkennt und einschätzt. Er beantwortet die Frage von Bezugspersonen, wie sie mit einem suizidalen Kind oder Jugendlichen umgehen und wo sie Unterstützung und schnelle Hilfe bekommen können. Welche Hilfe ist angebracht? Reicht ein Gespräch oder muss das Kind oder der/die Jugendliche unverzüglich auf eine geschützte kinder- und jugendpsychiatrische Station aufgenommen werden? Der Ratgeber bietet Aufklärung, um so auch den Jugendlichen und ihren Bezugspersonen Ängste zu nehmen und Hilfen aufzuzeigen. Er informiert, wie die Schule helfen kann, zeigt aber auch die Risiken einer solchen Hilfe auf. Nicht wenige Eltern und Betroffene haben Sorgen und Ängste, Unterstützung durch die Jugendhilfe anzunehmen. Der Ratgeber informiert über Jugendhilfemaßnahmen, um diese Ängste und Vorbehalte abzubauen.

Dabei hat der Ratgeber nicht den Anspruch, alle Probleme zu lösen und eine Behandlung überflüssig zu machen. Vielmehr ist es das Ziel, Betroffene und Bezugspersonen zu informieren, Ängste zu reduzieren und es Betroffenen und Bezugspersonen so zu ermöglichen, frühzeitig Hilfe zu bekommen und anzunehmen.

Der Ratgeber ergänzt den Leitfaden „Suizidalität“ (Wewetzer & Quaschner, 2019) der sich an Psychologen, Psychotherapeuten und Ärzte wendet und über Leitlinien zur Diagnostik und Behandlung von Suizidalität ausführlich informiert.

Köln und Marburg,
Januar 2019

Christoph Wewetzer
und *Kurt Quaschner*

Inhaltsverzeichnis

1 Kennen Sie das?

Die *14-jährige Sophie* hat sich erstmals in ihrem Leben richtig verliebt. Sie weiß allerdings nicht, ob der Junge, für den sie sich interessiert, sie auch attraktiv findet. Dies beschäftigt Sophie schon seit mehreren Wochen und je nachdem wie der Junge sich in der Schule ihr gegenüber verhält, hat sie eine sehr gute Stimmung oder sie ist ganz traurig und verzweifelt. Immer wieder bespricht sie mit ihrer Freundin die Situation, kann sich aber nicht dazu entschließen, den Jungen anzusprechen oder ihm eine SMS zu schreiben. Sophie hat sich fest dazu entschlossen, auf dem nächsten Schulfest ihren ganzen Mut zusammenzunehmen und den Jungen anzusprechen. Auf dem Schulfest interessiert sich der Junge für Sophie überhaupt nicht und noch viel schlimmer, Sophie entdeckt, wie er ein anderes Mädchen küsst. Für Sophie bricht eine Welt zusammen. Sie fährt weinend nach Hause, sitzt in ihrem Zimmer und versucht, sich mit den Klingen ihres Rasierers die Pulsandern am Handgelenk zu öffnen, um zu sterben. Kurz vorher schreibt sie noch ihrer besten Freundin eine SMS und teilt dieser mit, dass sie sich nun umbringen werde.

Die *16-jährige Julia* ist schon seit vielen Monaten mit ihrem Leben extrem unzufrieden und unglücklich. In der Schule hat sie das Gefühl, dass keiner sie leiden mag und dass sie für keinen irgendeine Bedeutung hat. Auch zu Hause hat sie das Gefühl, dass ihre Geschwister für die Eltern viel wichtiger sind, und sie hat den Eindruck, dass es in der Familie jedem egal ist, ob sie da ist oder nicht. Alles, was sie anfängt oder beginnt, nimmt für sie in ihrer Wahrnehmung ein

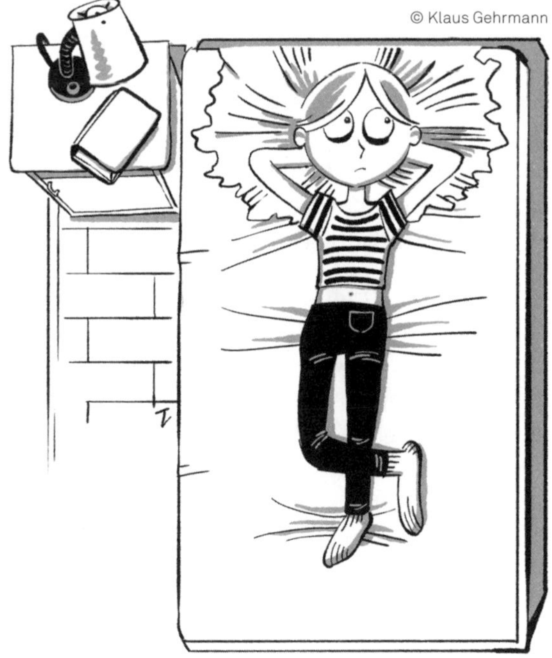
© Klaus Gehrmann

schlechtes Ende. So hat sich ihre Stimmung in den letzten Monaten massiv verschlechtert, sie ist häufig niedergeschlagen, traurig, liegt dann lange Zeit auf dem Bett in ihrem Zimmer und grübelt über ihr Leben nach. Dabei hat sie sich in letzter Zeit von ihren Freudinnen immer stärker zurückgezogen und geht auch nicht mehr zum Handballtraining, was ihr früher viel Spaß gemacht hat. Immer öfter denkt Julia in letzter Zeit daran, dass ihr Leben eigentlich nicht lebenswert ist und dass, wenn sie sterben würde, es sowieso keinen interessieren würde. Sie fängt an, sich immer mehr mit dem Thema Suizid auseinanderzusetzen. Immer wieder sucht sie im Internet nach diesem Begriff und hat darüber schon mit vielen anderen Kontakt gehabt, die genau wie sie überlegen, nicht mehr leben zu wollen. Von einer solchen Internetbekannten hat sie den Tipp bekommen, dass man sich mit einem bestimmten Schmerzmittel gut selbst töten könne. Julia fängt an, sich im Internet über dieses Schmerzmittel zu erkundigen und stellt fest, dass man es ohne Rezept in der Apotheke kaufen kann. Julia hat auch bemerkt, dass in der Hausapotheke ihrer Eltern dieses Medikament vorhanden ist. Am nächsten Tag geht sie in die Apotheke und kauft sich eine größere Packung dieses Schmerzmittels. Immer wieder beschäftigt sich Julia damit, ob sie nun wirklich die Tabletten nehmen solle. Durch die ganzen Grübeleien über dieses Thema und aufgrund ihre negativen Stimmung werden ihre Schulleistungen immer schlechter. Nach einem großen Streit mit ihren Eltern bezüglich ihrer schlechter werdenden Schulleistungen zieht sich Julia abends früher in ihr Zimmer zurück und teilt den Eltern mit, dass sie früh schlafen und nicht gestört werden wolle. In ihrem Zimmer schreibt sie für ihre Freundin und für ihre Eltern einen Abschiedsbrief und fängt an, die Medikamente ei*nzunehmen.*

*Im Lebe*n des 16-jährigen Justin läuft schon seit längerer Zeit vieles schief. Schon immer ist es Justin schwergefallen, Kontakt zu Gleichaltrigen zu finden. Einen richtigen Freund hat er noch nie gehabt und es gab Zeiten in der Schule, in denen er massiv von anderen Jugendlichen wegen seines Übergewichts gehänselt worden ist. Auch zu Hause mit den Eltern hat er viele Konflikte, hat sich immer stärker von diesen zurückgezogen und verbringt einen großen Teil seiner Freizeit mit Shooter-Spielen an seinem Computer. Zuletzt hat Justin Kontakt zu einem früheren Schulkameraden gefunden. Über diesen bekommt Justin Zugang zu Drogen. Erst hat Justin nur ab und zu am Wochenende Cannabis geraucht, zuletzt eigentlich fast jeden Tag. Da Justin am Ende kein Geld mehr für die Drogen hatte, hat er sich überreden lassen, auch

Drogen in der Schule zu verkaufen. Dies geht eine ganze Zeit lang gut, bis er zum Direktor bestellt wird. Der Direktor teilt ihm mit, dass er von Seiten der Schule angezeigt werde und dass er vorerst die Schule nicht mehr besuchen könne. Weiter teilt der Direktor mit, dass er Justins Eltern informieren wird. Justin ist verzweifelt, er sieht keinen Ausweg mehr für sich und kommt auf die Idee, mit einem Paukenschlag aus dem Leben zu treten.

2 Was ist mit dem Begriff Suizidalität gemeint?

Mit Suizidalität ist allgemein ein Verhalten gemeint, welches alle Phasen von wenig konkreten Selbstmordgedanken bis hin zur Durchführung eines Selbstmordversuchs umfasst. „*Suizidalität* meint damit die Summe aller Denk- und Verhaltensweisen von Menschen, die in Gedanken, durch aktives Handeln oder passives Unterlassen den eigenen Tod anstreben bzw. als mögliches Ergebnis einer Handlung in Kauf nehmen" (Wolfersdorf, 1999).

Dabei werden suizidale Gedanken von suizidalen Handlungen unterschieden:

- *Suizidgedanken* sind Gedanken oder Ideen, die sich mit einer möglichen Selbsttötung beschäftigen, ohne dass eine direkte Verknüpfung zu einer Handlung besteht. Dabei können sich die Gedanken über einen längeren Zeitraum mit der Selbsttötung beschäftigen, aber sich auch impulshaft und spontan dem Kind oder Jugendlichen aufdrängen.
- Bei *suizidalen Handlungen* (Suizidversuchen) handelt es sich um alle vorbereiteten und/oder durchgeführten Handlungen, die mit dem Wissen, dem Wunsch und dem Ziel durchgeführt werden, sich mit der angewandten Methode das eigene Leben zu nehmen, die Handlung aber in der Vorbereitung abgebrochen oder überlebt wird oder zu einer massiven Selbstschädigung bis hin zum Tod führt.
- Der *Suizid* wird als Selbsttötung eines Menschen definiert. Dieser kann durch aktives Handeln durchgeführt werden, aber auch durch Unterlassung, z.B. wenn ein jugendlicher Diabetiker sein lebenswichtiges Insulin nicht spritzt. Die Suizidhandlung kann spontan oder auch geplant erfolgen.

Der Begriff des *erweiterten Suizides* bezeichnet die gemeinsame Tötung beziehungsweise die Selbsttötung, nachdem eine oder mehrere andere Personen zuvor getötet wurden. Dies findet sich z.B. im Rahmen von Sorgerecht- und Umgangsstreitigkeiten, in dem ein Elternteil sich suizidiert, nachdem die Kinder vorher von ihr/ihm getötet wurden. Dabei erfolgt die Tötung ohne Einverständnis der Betroffenen. Zu diskutieren ist, ob sogenannte Amokläufe von Jugendlichen ebenfalls zu der Kategorie des erweiterten Suizides gehören oder ob man nicht eher von einem Mord mit anschließendem Suizid sprechen muss. Zu bedenken ist hierbei, dass die überwiegende Anzahl der bisherigen jugendlichen Amokläufer die Vorstellung hatte, nach dem Amoklauf zu sterben, entweder in einer möglichen Auseinandersetzung mit den Ordnungskräften oder durch eine Selbsttötung.

Manche Kinder oder Jugendliche haben auch einen konkreten *Suizidplan*. Ein Suizidplan besteht dann, wenn die Person sich gedanklich ganz konkret damit auseinandersetzt, in welcher Form und mit welcher Methode der Suizid durchgeführt werden soll.

Wenn Kinder und Jugendliche sich selbstverletzen (z. B. am Arm ritzen) ohne eine Selbsttötungsabsicht, spricht man von *„nicht suizidalem selbstverletzenden Verhalten" (NSSV)*.

Wie häufig kommt es zu suizidalen Gedanken, Suizidversuchen oder Suiziden?

Bei Jugendlichen liegen wenige wissenschaftliche Untersuchungen über die Häufigkeit von Suizidgedanken und Suizidversuchen vor. Bei Suizidgedanken und Suizidversuchen wird von einer hohen Dunkelziffer ausgegangen. Bei bis zu 30 % der Jugendlichen kommt es – oft nur kurz und vorübergehend – zu Suizidgedanken. Etwa 6 bis 10 % aller Jugendlichen geben an, schon einen Suizidversuch unternommen zu haben. Weibliche Jugendliche und junge Frauen begehen zwei- bis dreimal häufiger Suizidversuche als männliche Jugendliche und junge Männer. Suizidale Gedanken vor dem 10. Lebensjahr sind selten. Mit Erreichen des 12. Lebensjahrs kommt es jedoch zu einer deutlichen Zunahme von suizidalen Gedanken. Suizide sind viel seltener als Suizidgedanken. Suizide unter einem Alter von 12 Jahren sind selten. Ab dem Alter von 15 Jahren suizidieren sich deutlich mehr Jungen als Mädchen. In europäischen Ländern ist der Suizid bei Jugendlichen die zweit- bis dritthäufigste Todesursache. Die Suizidmethode, die am häufigsten zum Tod führt, ist das Erhängen.

3 Wie kommt es zu suizidalen Gedanken und suizidalen Handlungen?

Suizidalität meint eine breite Symptomatik beginnend von bei Jugendlichen häufig anzutreffenden unkonkreten *Suizidideen und Suizidgedanken* bis hin zu konkreten *Suizidversuchen*. Bei bestehenden Suizidideen beschäftigt sich das Kind oder der Jugendliche mit folgenden Gedanken: „Wie wäre es, wenn ich tot bin? Wie würde mein Umfeld reagieren? Wie meine Familie, mein Freund, meine Freundin?" Diesen Gedanken liegt anfangs zumeist keine konkrete Vorstellung über Möglichkeiten der Selbsttötung zugrunde. Oft treten diese Gedanken in Zusammenhang mit Problemen in der Familie, mit den Freunden oder der Schule auf. Der/Die Jugendliche setzt sich zunächst meist alleine mit diesem Thema gedanklich auseinander, ohne es mit Freunden zu besprechen. Sind diese Gedanken nicht eine vorübergehende Erscheinung und wird die Auseinandersetzung mit der Selbsttötung konkreter, kommt es in der Regel im persönlichen Umfeld des/der Jugendlichen zu Gesprächen und auch zu Ankündigungen von möglichen suizidalen Handlungen.

Grundsätzlich können Ankündigungen von suizidalen Handlungen aus unterschiedlichen Motiven gemacht werden. Sie können einen sogenannten appellativen Charakter haben, indem sie signalisieren, dass die betroffene Person sich Hilfe und Unterstützung wünscht und benötigt. Die Ankündigungen können aber auch zum Ziel haben, mehr Aufmerksamkeit und Zuwendung auf sich zu ziehen oder ein bestimmtes Ziel zu erreichen. Immer wieder werden auch Suizidankündigungen als Drohung eingesetzt (z. B. „Wenn du dich von mir trennst, dann tue ich mir etwas an"). Unabhängig vom Motiv können alle diese Ankündigungen zu Suizidversuchen führen.

Nicht wenige Kinder und Jugendliche geben als Motiv für suizidales Verhalten an, dass ihnen einfach alles zu viel sei und sie eigentlich nur ihre Ruhe wollen. Dies zeigt sich oft im Zusammenhang mit schulischen Leistungsproblemen oder bei Konflikten im familiären Umfeld. Bei anderen Kindern und Jugendlichen kann es aus emotionalen Krisen heraus zu einem impulshaft durchgeführten Suizidversuch kommen.

Merke: Warnhinweise für suizidales Verhalten

- Gefühle von Verzweiflung, Ratlosigkeit, Hilflosigkeit und Hoffnungslosigkeit.
- Geringes Selbstbewusstsein und Selbstwertgefühl.
- Gefühl des Unverstandenseins mit ausgeprägtem Grübeln.
- Sozialer Rückzug bis hin zur Isolierung, Initiativ- und Interessenlosigkeit.
- Traurige und niedergeschlagene Stimmung mit Beschwerden wie Schlaflosigkeit, Müdigkeit und Appetitlosigkeit.
- Äußerungen über die Sinnlosigkeit des Lebens.

Die Ursachen, die zu suizidalen Gedanken und suizidalen Handlungen führen, sind also vielfältig. Es kommt sowohl neurobiologischen Faktoren als auch der seelischen Verfassung, familiären Bedingungen und gesellschaftlich/sozialen Faktoren eine Bedeutung zu. Bei den *neurobiologischen Faktoren* spielen beispielsweise genetische Aspekte, aber auch eine erhöhte Anfälligkeit für seelische Störungen sowie eine biologisch bedingte erhöhte Impulsivität eine Rolle. So können z. B. stattgefundene Suizide in der Familie das Risiko für Suizidalität bei Verwandten erhöhen.

An *seelischen Faktoren* finden sich gehäufte traumatische Erlebnisse in der Kindheit, zusätzliche seelische Störungen, aber auch aktuell bestehende Probleme wie z. B. Mobbing.

Im Hinblick auf die familiäre Situation findet sich eine ganze Reihe von besonderen *familiären Bedingungen* und Problemen, die in den Familien vermehrt auftreten, in denen Suizidalität bei einem Kind oder einem/einer Jugendlichen besteht, wie z. B. Abwesenheit eines oder beider Elternteile durch Trennung, Scheidung oder Tod. Aber auch das Bestehen von ausgeprägten familiären Konflikten spielt eine große Rolle sowie das Vorhandensein von seelischen Störungen bei den Eltern.

Bei den *gesellschaftlichen/sozialen Aspekten* kommt sicherlich dem Nachahmungseffekt, dem sogenannten „Werther-Effekt“, eine besondere Bedeutung zu. Der Begriff „Werther-Effekt“ geht auf Goethes Buch „Die Leiden des jungen Werther“ zurück, in dem sich ein junger Mann durch Erschießen suizidiert und dessen Veröffentlichung dazu geführt hat, dass Leser dies gehäuft nachgeahmt und Suizidversuche unternommen haben. Zuletzt zeigte sich dieser Nachahmungseffekt wieder sehr deutlich in der unverantwortlichen medialen Vermarktung des Suizides des früheren Fußball Nationaltorhüters Robert Enke. Durch die mediale Darstellung, die geprägt war durch „Überhöhung“ bis hin zu „Heroisierung“ des Suizides, kam es in der Folge zu einem massiven Anstieg der Suizide durch Überfahrenlassen durch Züge. Ebenso ist das Aufrufen spezifischer „Suizidforen“ im Internet von Bedeutung. Immer wieder kommt es nach dem Besuch dieser Suizidforen zu Suizidversuchen von Jugendlichen oder sie verabreden sich auch über das Internet zum gemeinsamen Suizid.

4 Welche seelischen Störungen treten im Zusammenhang mit Suizidalität auf?

Ein großer Teil der Kinder und Jugendlichen, bei denen suizidale Gedanken und suizidale Handlungen bestehen, leidet auch unter einer seelischen Störung. Eine seelische Störung kann auch ein Risikofaktor für einen Suizidversuch oder einen Suizid sein.

Merke

Folgende seelische Störungen erhöhen das Auftreten von suizidalen Gedanken und suizidalen Handlungen:

- Depressive Störungen,
- ausgeprägtes selbstverletzendes Verhalten,
- Angststörungen,
- Aufmerksamkeitsdefizit-/Hyperaktivitätsstörung (ADHS) mit und ohne Störung des Sozialverhaltens,
- bipolare (manisch-depressive) Störungen,
- Psychosen,
- emotional instabile Persönlichkeitsstörung vom Borderline-Typus,
- Drogenkonsum,
- Medienabhängigkeit,
- Schlafstörungen.

Die größte Bedeutung kommt der *depressiven Störung* zu, da viele Auffälligkeiten einer Depression auch bei Suizidalität bestehen, wie z. B. eine gedrückte Stimmung und Interesse-/Freudlosigkeit, sozialer Rückzug, verstärktes Grübeln, verminderter Selbstwert, Hemmung/Unruhe, Selbstschädigung und Schlafstörungen. Dabei erhöht sich das Risiko nochmal deutlich, wenn die depressive Störung besonders ausgeprägt ist.

Unterscheidung zwischen Suizidalität und selbstverletzendem Verhalten

Zwischen selbstverletzendem Verhalten und Suizidalität besteht bei Jugendlichen ein enger Zusammenhang. Dabei ist es oft nicht einfach zu entscheiden, ob das selbstverletzende Verhalten auch einen suizidalen Charakter hat. Der größere Anteil der Jugendlichen mit selbstverletzendem Verhalten hat keine suizidalen Gedanken oder führt auch keine suizidalen Handlungen durch. Der Fachbegriff dafür lautet: Nicht-Suizidales-Selbstverletzendes-Verhalten (NSSV). Bei diesen Kindern und Jugendlichen kommt es zu einer absichtlichen Verletzung/Zerstörung von Körpergewebe, beispielsweise durch das Ritzen/Schneiden des Unterarmes, ohne dass derjenige durch diese Verletzungen sterben möchte. Er hat also keine suizidale Absicht. Es gibt aber auch jugendliche Patienten, die überwiegend ein klares NSSV zeigen, aber auch phasenweise suizidale Gedanken haben und sich dann auch mit suizidaler Absicht verletzen (z.B. tiefes Schneiden im Bereich eines großen Blutgefäßes). Das Vorliegen von sich wiederholendem schwerem selbstverletzendem Verhalten ist ein ausgeprägter Risikofaktor für Suizidversuche und Suizide.

5 Was sind Risikofaktoren für Suizidalität?

Ganz wesentlich ist in der Suizidprävention und in der Behandlung nach einem Suizidversuch die Kenntnis über bestehende Risikofaktoren. Risikofaktoren, die sich in der Vorgeschichte des Kindes oder des/der Jugendlichen finden lassen, beziehen sich, wie in Kapitel 3 beschrieben, auf das Vorhandensein von seelischen Störungen. Kontaktproblemen bis hin zu Hänseleien und Mobbing im Vorfeld von Suizidversuchen sowie in der Vergangenheit durchgeführte Suizidversuche sind ebenfalls weitere Risikofaktoren.

Problematisch ist auch eine schulische Überforderung. Diese Überforderung kann im schulischen Leistungsbereich liegen, aber auch darin, dass das Kind oder der/die Jugendliche im sozialen Miteinander überfordert ist. Als Folge dieser Überforderung kann es zu einem unregelmäßigen oder auch zu gar keinem Schulbesuch mehr kommen, was wiederum ein Risikofaktor ist. Auch eine mögliche Vernachlässigung, einen Missbrauch oder eine Misshandlung gilt es zu beachten. Ein hoher Medienkonsum oder wenn das Kind angibt, nicht mehr schlafen zu können, sollte im Auge behalten werden.

Oft liegen auch aktuelle Konflikte beim Kind oder Jugendlichen vor, die ebenfalls das Risiko für einen Suizidversuch erhöhen können. An erster Stelle sind Trennungen vom Freund oder der Freundin zu nennen, aber auch Konflikte im zwischenmenschlichen Bereich, besonders dann, wenn das Kind bzw. der/die Jugendliche keine Lösung für den Konflikt sieht. Drogenkonsum (besonders Alkohol) ist ebenfalls ein nicht zu unterschätzender Risikofaktor.

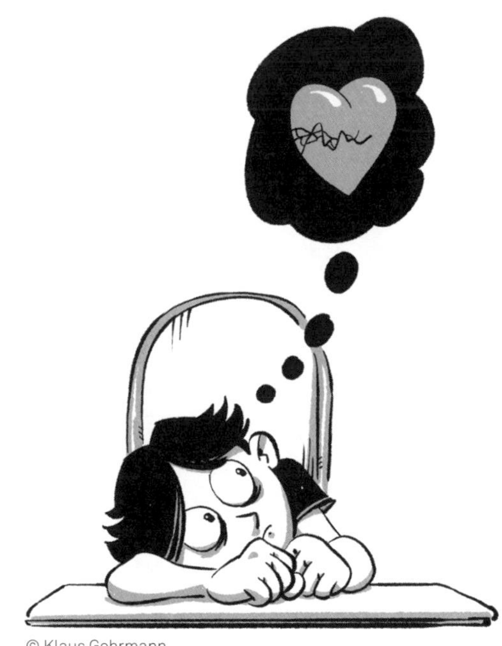

© Klaus Gehrmann

Weitere Risikofaktoren für einen Suizidversuch können

auch im Umfeld des Betroffenen liegen. Zu erfragen ist, ob es in der Familie des Kindes schon suizidales Verhalten oder auch Suizide gegeben hat. Auch der Verlust einer wichtigen Bezugsperson z. B. durch Trennung oder Tod kann eine große Bedeutung haben. Zu beachten ist auch, ob es zu massiven Konflikten zwischen den Bezugspersonen beispielsweise aufgrund von Trennung oder Scheidung kommt. Das Vorliegen einer seelischen Störung eines Familienmitgliedes kann ebenfalls ein Risikofaktor sein.

Suizidversuche und Suizide im näheren Umfeld des/der Jugendlichen können im Sinne eines Suizidmodells das Risiko zur Durchführung eines Suizidversuches ebenfalls deutlich erhöhen. Der/Die Jugendliche erlebt dabei, dass ein Suizid eine realistische und durchführbare Möglichkeit ist. Dies kann bei einem/einer Jugendlichen, der/die schon länger unter Suizidideen leidet, den Ausschlag zur Durchführung eines Suizidversuchs geben. Imitation und Nachahmung spielen gerade bei Kindern und Jugendlichen eine große Rolle, wenn durch Fernsehen, Presse etc. Suizidmodelle präsentiert oder Suizidforen im Internet besucht werden.

6 Risikoeinschätzung der Suizidalität

Ist es bereits zu einem Suizidversuch gekommen, gilt es, diesen sehr genau zu analysieren. Wesentlich für die Einschätzung der Suizidalität eines/einer Jugendlichen ist auch, wie und in welcher Form er/sie sich bisher mit einem möglichen Suizidversuch beschäftigt hat. Dabei ist es wichtig, zu erfragen, ob ein Suizidplan vorliegt. Hat sich ein Jugendlicher bzw. eine Jugendliche intensiv mit einer möglichen Methode auseinandergesetzt, verfügt er/sie über besondere Kenntnisse und hat einen sehr konkreten Suizidplan, ist dies für die Risikoeinschätzung von großer Bedeutung. Je konkreter und durchdachter der Suizidplan ist, umso höher das Risiko. Das Angebot frühzeitiger Hilfe für den Jugendlichen bzw. die Jugendliche ist dann besonders wichtig.

Wegweisend ist auch die Frage, ob Vorkehrungen für die Zeit nach dem Suizid getroffen wurden. Wurde ein Abschiedsbrief hinterlassen oder Mitteilungen schriftlich niedergelegt, wie mit persönlichen Gegenständen nach dem Suizid umgegangen werden soll, handelt es sich wahrscheinlich um einen geplanten Suizidversuch, der als gravierender einzustufen ist als eine impulsiv durchgeführte suizidale Handlung. Auch ob es z. B. eine Information im Vorfeld gegeben hat, ist für die Risikoeinschätzung von Bedeutung. Immer wieder führen Jugendliche z. B. einen Suizidversuch mit Tabletten durch, informieren aber kurz danach beispielsweise die Freundin per SMS über die Tat. Wurde durch die Einnahme einer größeren Menge von Medikamenten ein Suizidversuch durchgeführt und kurz danach die leeren Packungen vernichtet oder versteckt, sodass eine Entdeckung unwahrscheinlicher ist, ist der Suizidversuch als besonders ernsthaft einzustufen.

Die Tabellen 1 bis 4 geben einen Überblick über mögliche Risikofaktoren und darüber, welche Bedingungen für ein eher geringes Risiko und welche für ein hohes Risiko für einen Suizidversuch sprechen.

Tabelle 1: Abklärung des Suizidrisikos bzgl. Suizidabsicht, suizidaler Gedanken, Suizidplan und suizidaler Handlungen

Risikofaktor	Geringes Risiko	Großes Risiko
Suizidabsicht	Wunsch nach Ruhe und Hilfe, ist unsicher, ob er/sie sterben möchte	Dringender Wunsch zu sterben, fest entschlossen
Suizidale Gedanken	Gedanken sind flüchtig, nicht konkret, kein Leidensdruck	Gedanken sind seit längerem vorhanden, quälend, wiederkehrend, mit konkretem Inhalt
Suizidplan	Noch kein konkreter Plan, nicht über mögliche Methode informiert	Plan ist konkret durchdacht, Methode mit hoher Sterblichkeit gewählt, Vorbereitungen getroffen
Suizidale Handlungen in der eigenen Vorgeschichte	Bisher keine	Vorhanden, auch wiederholt, mit Planung, Methode mit hoher Sterblichkeit gewählt

Bei Kindern und Jugendlichen sind auch die näheren aktuellen Lebensumstände im Hinblick auf eine Risikoabschätzung für einen Suizidversuch von großer Wichtigkeit.

Tabelle 2: Risikofaktoren in der aktuellen Lebenssituation

Risikofaktor	Geringes Risiko	Großes Risiko
Selbstverletzendes Verhalten (SVV)	SVV nicht vorhanden oder oberflächlich über einen kurzen Zeitraum	SVV schwer und tief, nahtpflichtig, immer wieder, über einen längeren Zeitraum
Verlust einer Liebes-/Freundschaftsbeziehung	Trennung selbst herbeigeführt oder im gegenseitigen Einverständnis	Beendigung einer Liebes-/Freundschaftsbeziehung gegen den ausdrücklichen Willen, verbunden mit Kränkung und/oder Scham

Tabelle 2: Fortsetzung

Risikofaktor	Geringes Risiko	Großes Risiko
Aktuelle Konflikte	Keine gravierenden und besonders belastende Konflikte	Ungelöster belastender Konflikt mit Verzweiflung, ohne Lösungsansatz
Stimmung	Leicht eingeschränkte Stimmungslage, aber schwingungsfähig	Deutlich niedergeschlagen, traurig, rat- und hilflos, depressiv, Drogenkonsum
Mobbing	Freundschaften, nur leichte Hänseleien	Ausgeprägter Außenseiter, wenig bis gar keine Freunde, starkes Hänseln bis hin zum Mobbing

Weitere Risikofaktoren können in der Vorgeschichte und der Persönlichkeit des Kindes oder Jugendlichen liegen.

Tabelle 3: Risikofaktoren, die in der Vorgeschichte liegen

Risikofaktor	Geringes Risiko	Großes Risiko
Psychische Auffälligkeiten	Keine gravierenden Auffälligkeiten vorhanden	Belastende Schlafstörungen, Drogen- oder Alkoholmissbrauch, Schulabsentismus
Psychiatrische Störungen	Keine psychiatrische Störung von Krankheitswert, in Behandlung oder abgeklungen	Ausgeprägte Depression, Schizophrenie, Emotional-instabile Persönlichkeitsstörung, bipolare Störung
Traumatische Lebensereignisse	Keine schwerwiegenden und belastenden Traumata	Erlebter sexueller Missbrauch und/oder körperliche Übergriffe

Tabelle 3: Fortsetzung

Risikofaktor	Geringes Risiko	Großes Risiko
Persönlichkeitsmerkmale	Ausgeglichen, Problemlösefertigkeiten vorhanden, kognitive Ressourcen	Impulsivität, Selbstverletzungen, Fremdaggression, Kränkbarkeit, kognitive Defizite
Suizidversuche in der Vorgeschichte	Keine Suizidversuche	Mehrere Suizidversuche

Weitere Risikofaktoren können auch in den allgemeinen Lebensumständen des Kindes oder des/der Jugendlichen liegen.

Tabelle 4: Risikofaktoren im familiären und sozialen Umfeld

Risikofaktor	Geringes Risiko	Großes Risiko
Suizidalität in der Familie oder im weiteren Umfeld	Nicht vorhanden	Suizidversuche oder Suizide in der Familie
Gewalt in der Familie und/oder Drogenmissbrauch	Keine Gewalt in der Familie, kein Drogenmissbrauch	Gewalt zwischen den Eltern, gegen die Kinder durch die Eltern, Drogenmissbrauch bei Eltern/Geschwistern
Familiäre Konflikte	Kaum oder nur im geringen Maße, Lösungsstrategien liegen vor, externe Hilfesysteme aktiviert	Massive ungelöste Konflikte, destabilisierend, wenig bis keine Lösungsstrategien vorhanden, kaum Hilfen
Soziales Umfeld	Soziale Kompetenz vorhanden, soziales Netz, viel soziale Unterstützung	Isolierte Familie, sozial destabilisierende Familienverhältnisse, kein soziales Netz, weitgehend alleine

7 Wie gehe ich mit einem suizidalen Kind/Jugendlichen um?

Suizidalität bei einem Kind oder einem/einer Jugendlichen führt zu Verunsicherung, Angst und oft auch zu Rat- und Hilflosigkeit. Unsicherheit besteht bei der Frage: Wie verhalte ich mich dem Kind oder dem/der Jugendlichen gegenüber richtig? Es besteht nicht selten eine Scheu und Sorge, einen möglichen Verdacht bei einem Kind oder einem/einer Jugendlichen anzusprechen. Die Sorge ist, durch das Ansprechen einen möglichen Suizidversuch erst auszulösen. Das Gegenteil ist der Fall, da viele Kinder und Jugendliche sich ja Hilfe und Unterstützung wünschen und einem Suizidversuch ambivalent gegenüberstehen. Das offene und direkte Ansprechen der möglichen Suizidalität ist somit besonders wichtig. Dabei gilt es, insbesondere die Bereiche der suizidalen Gedanken, der suizidalen Absicht und einen möglichen Suizidplan zu erfragen. Dabei sollte eine *Gesprächshaltung* eingenommen werden, die wie folgt beschrieben werden kann: respektvoll, einfühlsam, zugewandt, wertschätzend, aber auch schwierige Themen offen ansprechend und bewertende oder abwertende Äußerungen vermeidend.

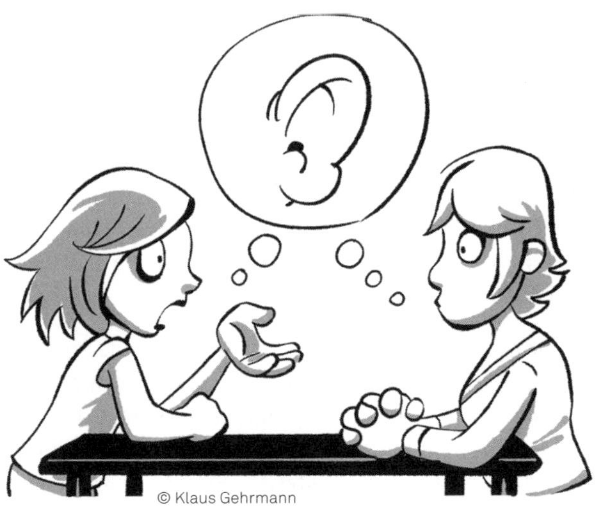

© Klaus Gehrmann

Der folgende Kasten beinhaltet Hinweise und Hilfen im Umgang mit Suizidalität.

Merke: Hinweise und Hilfen zum Umgang mit Suizidalität bei Kindern und Jugendlichen

- Ruhig bleiben und möglichst sachlich in den Kontakt treten.
- Mit dem Kind oder dem/der Jugendlichen erst einmal alleine sprechen.
- Dem Kind oder dem/der Jugendlichen Gesprächsbereitschaft signalisieren und sich Zeit nehmen.
- Sich nach Gründen und nach möglichen Auslösern für die bestehende Suizidalität erkundigen.
- Die fast immer vorhandene Ambivalenz ansprechen, da Kinder und Jugendliche häufig schwanken zwischen der Suche nach Hilfe und der Abwehr von Hilfe.
- Gleichzeitig gilt es, die Beziehungsverantwortung des Kindes oder des/der Jugendlichen zu stärken, indem dem suizidalen Menschen seine wichtige Bedeutung für seine Angehörigen verdeutlicht wird.
- Falls es im Vorfeld Lösungsversuche für die bestehenden Probleme des Kindes oder des/der Jugendlichen gegeben hat, gilt es, diese aufzugreifen und zu würdigen.
- Keine übereilten neuen Lösungsvorschläge und Deutungen.
- Für den Betroffenen ist es wichtig, dass der Erwachsene Verständnis zeigt für den Gedanken, als unerträglich Empfundenes durch Suizid zu unterbrechen, ohne den Suizid als solchen gutzuheißen.
- Das Kind oder den Jugendlichen/die Jugendliche motivieren, sich gemeinsam fachkundige Hilfe zu holen.

Wenn möglich, sollten im Gespräch auch Fragen zu Suizidgedanken, der suizidalen Absicht und, wenn vorhanden, zu einem Suizidplan gestellt werden. Hat es einen Suizidversuch gegeben, gilt es, auch die Umstände, mögliche Gründe und den Ablauf zu erfragen.

Wenn ein Kind oder ein Jugendlicher/eine Jugendliche im Gespräch wenig auskunftsbereit ist oder schweigt, empfiehlt es sich, behutsam zu versuchen, mit offen gestellten Fragen in das Gespräch zu kommen. Hilfreich ist es, den mimischen Ausdruck des Kindes oder des/der Jugendlichen anzusprechen, besonders wenn dieser/diese verzweifelt oder ratlos wirkt (z.B.: „Du sagst mir, dass alles in Ordnung ist und es dir gut geht, gleichzeitig schaust du jedoch sehr traurig und hast auch Tränen in den Augen, das passt für mich nicht richtig zusammen“).

Es gilt im Weiteren jedoch im Rahmen einer Risikoeinschätzung von Suizidalität die Maxime: „Das fortgesetzt schweigende Kind bzw. der/die fortgesetzt schweigende Jugendliche ist nicht einschätzbar und gilt bei entsprechender Vorgeschichte bis zum Beweis des Gegenteils als suizidal." Wenn es dem Kind oder dem/der Jugendlichen im Gespräch nicht möglich ist, sich von akuter Suizidalität glaubhaft und klar zu distanzieren, bedarf es einer Vorstellung bei einem Kinder- und Jugendlichenpsychotherapeuten oder einem Kinder- und Jugendpsychiater.

Im Folgendem finden sich Verhaltensweisen im Umgang mit suizidalen Kindern und Jugendlichen, die vermieden werden sollten.

Merke: Verhaltensweisen, die im Umgang mit suizidalen Kindern und Jugendlichen unterbleiben sollten

- Das Kind oder den Jugendlichen/die Jugendliche in seiner/ihrer Problematik nicht ernst nehmen und z. B. einen Suizidversuch in seiner Gefährlichkeit herunterspielen.
- Eine belehrende, kritisierende und ermahnende Haltung einnehmen.
- Schnelle allgemeingehaltene Lösungsvorschläge und Ratschläge anbringen.
- Das Verhalten des Kindes vorschnell bewerten und Erklärungen und Deutungen abgeben.
- Eigene Ängste, Kränkungen in den Vordergrund stellen.

Eine schwierig einzuschätzende Gruppe sind Kinder und Jugendliche, die sich nicht von akuter Suizidalität distanzieren, aber kaum oder gar keine Kriterien für ein erhöhtes Risiko vorweisen. Den unterschiedlichen möglichen Motiven ihres Verhaltens ist gemeinsam, dass der/die Betroffene hofft, durch die Angabe der akuten Suizidalität bestimmte Dinge zu erreichen oder auch zu vermeiden (z. B. Vermeidung von Konsequenzen für ein eigenes Fehlverhalten, Hoffnung auf mehr emotionale Zuwendung und Aufmerksamkeit, Erreichen eines konkreten Ziels, z. B. die Erlaubnis zu einer Partnerschaft) oder der/die Betroffene hat im Vorfeld bereits positive Erfahrungen mit der Angabe einer Suizidabsicht (z. B. Freund oder Freundin haben sich nach Angabe der Suizidalität doch nicht getrennt) gemacht.

8 Wie verhalte ich mich bei akuter Suizidalität?

Liegt eine akute Suizidalität vor und das Kind oder der/die Jugendliche leiden unter starken suizidalen Gedanken, stellt sich für Eltern, Erzieher und Lehrkräfte die Frage des weiteren Vorgehens. Berichtet ein Kind oder Jugendlicher bzw. eine Jugendliche von bestehenden suizidalen Gedanken und ist dabei emotional belastet, sollte das Kind bzw. der/die Jugendliche zeitnah bei einer qualifizierten Fachkraft vorgestellt werden. Dies kann ein Psychologischer Psychotherapeut für Kinder und Jugendliche oder ein Facharzt für Kinder- und Jugendpsychiatrie und -psychotherapie sein. Befindet sich das Kind oder der/die Jugendliche schon in einer ambulanten psychotherapeutischen/psychiatrischen Behandlung, ist es sinnvoll, dort eine Vorstellung zu erwirken. Im Rahmen dieser ambulanten Vorstellung wird dann über das weitere Vorgehen entschieden.

Distanziert sich das Kind oder der/die Jugendliche *nicht von akuter Suizidalität*, ist das Kind bzw. der/die Jugendliche dabei massiv seelisch belastet und besteht die Gefahr, dass es zu einem Suizidversuch kommt, bedarf es der *sofortigen Intervention*. In solchen Fällen sollte der Notarzt hinzugerufen werden, der dann entscheidet, welche weiteren Maßnahmen notwendig sind, z. B. die Einweisung mit dem Notarzt in die zuständige kinder- und jugendpsychiatrische Klinik. Folgende Faktoren sprechen für eine sofortige Intervention:

Merke: Faktoren, die für eine sofortige Krisenintervention sprechen

Folgende Faktoren sprechen in einem Krisengespräch für eine sofortige Vorstellung bei einem Facharzt für Kinder- und Jugendpsychiatrie, auch mit der Frage, ob eine stationäre Aufnahme auf eine geschützte/geschlossene Station notwendig ist:

Das Kind oder der/die Jugendliche

- erklärt, sterben zu wollen, und kann sich von diesen Gedanken bei einem Gespräch mit Ihnen nicht distanzieren.
- berichtet von drängenden Suizidgedanken und hat auch einen konkreten Suizidplan.
- ist verzweifelt, hoffnungslos und ratlos.
- ist niedergeschlagen und traurig.

- ist gereizt, aggressiv und angespannt.
- berichtet über einen massiven Konflikt oder ein zwischenmenschliches Problem, was es bzw. ihn/sie stark belastet und für das es bzw. er/sie keine Lösung sieht.
- steht zusätzlich unter Alkohol und/oder Drogeneinfluss.
- klagt über eine ausgeprägte Schlafstörung und leidet unter Schlafmangel.

Ist es zu einer suizidalen Handlung gekommen, z. B. durch Einnahme von Medikamenten und oder/oder Alkohol oder es steht eine mögliche Vergiftung im Raum, bedarf es der Zuziehung eines Notarztes und das Kind oder der/die Jugendliche sollte in einer Kinderklinik vorgestellt werden. Ziel ist hier, unter Einbeziehung der Giftnotrufzentrale eine Vergiftung auszuschließen oder zu behandeln. Eine ausgeprägte Schnittverletzung bedarf einer zeitnahen chirurgischen Vorstellung mit der Frage, ob diese Verletzung genäht werden muss. Eine umfassende körperliche Untersuchung ist somit notwendiger Bestandteil bei der Vorstellung eines Kindes oder eines/einer Jugendlichen mit akuter Suizidalität oder nach einem Suizidversuch.

Merke

Für Eltern, Lehrkräfte und Erzieher gilt: Ist ein Kind oder ein Jugendlicher bzw. eine Jugendliche als akut suizidal einzuschätzen oder wurde ein Suizidversuch unternommen, bedarf es der Hinzuziehung des Notarztes. Der Notarzt entscheidet vor Ort (oft auch nach telefonischer Rücksprache mit der zuständigen Klinik), wie weiter zu verfahren ist. Kommt er zur Einschätzung, dass keine akute Eigengefährdung vorliegt, verbleibt das Kind oder der/die Jugendliche bei den Eltern. Stellt er eine akute Eigengefährdung fest, bringt er das Kind oder den Jugendlichen bzw. die Jugendliche mit einem Notarztwagen in die zuständige Klinik. Dort wird dann von den Klinikärzten entschieden, ob das Kind oder der Jugendliche in der Klinik verbleiben muss. Ein suizidales Kind sollte nicht im eigenen PKW in die Klinik gefahren werden, da es beim Transport zu suizidalen Handlungen kommen kann, z. B. kann das Kind oder der/die Jugendliche versuchen, während der Fahrt aus dem Auto auszusteigen.

9 Wie kann Suizidalität behandelt werden?

Die Behandlung der Suizidalität bei Kindern und Jugendlichen richtet sich danach, ob es sich um eine Behandlung bei akut vorliegender Suizidalität oder nach einem Suizidversuch (Krisenintervention) handelt oder um eine Behandlung, die die Verhinderung (Prävention) eines Suizidversuches zum Ziel hat. Bei der Vorstellung beim Kinder- und Jugendpsychiater oder beim Kinder- und Jugendlichenpsychotherapeuten muss entschieden werden, ob eine ambulante Behandlung oder eine stationäre Behandlung angezeigt ist.

Ambulante Behandlungen sind nur dann sinnvoll und möglich, wenn das Risiko für einen Suizidversuch als gering einzuschätzen ist. Hierbei ist Voraussetzung, dass der Patient sich eindeutig und glaubhaft von akuter Suizidalität distanzieren kann. Des Weiteren sollte für eine ambulante Behandlung eine ausreichende Unterstützung im familiären Umfeld bestehen. Der ambulante Vorstellungstermin sollte zeitnah erfolgen. Gibt es schon einen ambulanten Therapeuten, ist es sinnvoll, dass der Termin bei diesem stattfindet. Kann sich der Patient nicht eindeutig und glaubhaft von der Durchführung eines Suizidversuchs distanzieren, ist die Aufnahme auf einer besonders geschützten Station (geschlossen) nötig. Ziel sollte es immer sein, das Kind oder den Jugendlichen/die Jugendliche zu motivieren, sich freiwillig auf ein Krisenmanagement oder eine Behandlung einzulassen. Es kommen beratende, psychotherapeutische und psychopharmakologische Behandlungsansätze zum Tragen.

Psychotherapie

In der Behandlung von suizidalen Gedanken und suizidalen Handlungen gibt es sehr verschiedene therapeutische Verfahren. In Deutschland werden von den Krankenkassen anerkannt und damit auch bezahlt tiefenpsychologisch orientierte und verhaltenstherapeutische Therapieverfahren. Der Schwerpunkt der bisher vorliegenden Therapieprogramme bei der Behandlung der Suizidalität liegt auf verhaltenstherapeutischen und familientherapeutischen Ansätzen. Bei akuter Suizidalität ist die erste Behandlungsaufgabe die Sicherstellung eines schutzbietenden Raumes und die qualifizierte Betreuung unter zumeist stationären (geschützten) Bedingungen. Ist es zu einem Suizidversuch gekommen, sollten psychotherapeutische Interventionen zeitnah erfolgen. Das schnelle Einsetzen der Intervention (Nachfolgetermin spätestens nach 7 Tagen und 24 Stunden Erreichbarkeit im Krisenfall) ist besonders wichtig. Die Tatsache, dass eine Hochrisikoperiode die Zeit bis zu vier Wochen nach stationärer Entlassung nach einem Suizidversuch darstellt, macht es erforderlich, möglichst frühzeitig und direkt im Anschluss an die stationäre Behandlung mit der ambulanten Therapie zu beginnen. Dabei sind zu Beginn der Behandlung wöchentliche Termine zu empfehlen.

Ist es nach dem Suizidversuch nur zu einer kurzen stationären Krisenintervention gekommen, sollte hier eine möglichst nahtlose Verzahnung mit eventuell bestehenden ambulanten psychotherapeutischen Angeboten erfolgen. Die Familie oder andere Bezugspersonen sollten dabei miteinbezogen werden. Besondere Bedeutung kommt auch der Förderung möglicher protektiver (stützender und schützender) Faktoren zu, wie z. B. dem Aufbau von Veränderungsmotivation, der Förderung von Drogen- und Alkoholabstinenz, familiärer Unterstützung, der Förderung einer positiven Stimmung sowie ausreichender Schlaf.

Pharmakotherapie

Es steht kein Medikament zu Verfügung, mit dem man suizidale Gedanken oder suizidale Handlungen behandeln könnte. Dies gilt sowohl für die Behandlung akuter suizidaler Krisen als auch für wiederkehrende Suizidalität. Bei der medikamentösen Behandlung von Suizidalität gibt es jedoch zwei Ansatzpunkte: Erstens die allgemeine medikamentöse Angst- und Spannungsreduktion in der Krisensituation und zweitens die medikamentöse Therapie von weiteren seelischen Störungen, wie z. B. einer Depression. In der akuten Krise kann es sinnvoll sein, zur Verminderung von Angst und Anspannung ein schnell wirksames angstlösendes Medikament zu verabreichen. Hierfür kommen z. B. Tranquilizer infrage. Tranquilizer sollten nur in der emotionalen Krise und nicht über einen längeren Zeitraum (mehrere Wochen) gegeben werden.

Liegt eine schwere depressive Störung vor und kommt es in deren Folge zum Auftreten von suizidalen Gedanken und/oder suizidalen Handlungen, kann eine Gabe eines Antidepressivums sinnvoll sein. Am häufigsten werden hierbei sogenannte „Selektive-Serotonin-Reuptake (Wiederaufnahme)-Inhibitoren (Hemmer)“ (SSRI) verordnet.

Eine medikamentöse ergänzende Behandlung bedarf immer einer ausführlichen Aufklärung der Sorgeberechtigten und des/der Betroffenen über Wirkung und auch unerwünschte Wirkungen. Diese Aufklärung sollte durch einen Facharzt für Kinder- und Jugendpsychiatrie und -psychotherapie nach einer Diagnostik und Indikationsstellung durchgeführt werden.

10 Wie können Eltern helfen?

Äußert sich ein Kind oder ein Jugendlicher bzw. eine Jugendliche suizidal oder hat es bzw. er/sie einen Suizidversuch unternommen, ist dies für Eltern eine große Belastung sowie Anlass intensiver Sorge und Angst. Dabei besteht sehr häufig ein enger Zusammenhang zwischen suizidalem Verhalten und familiären Gegebenheiten sowie familiären Konflikten bzw. Belastungen. Aus diesem Grund ist die Einbeziehung der Eltern in die Diagnostik, Krisenintervention und Behandlung von überragender Bedeutung. Um einen Suizidversuch zu vermeiden, ist die Kenntnis der Eltern über mögliche Auslöser und Belastungen ihres Kindes sehr wichtig.

Eine gute Kommunikation zwischen den Eltern und dem Kind oder dem/der Jugendlichen muss deshalb aufgebaut oder weiter unterstützt werden. Insbesondere in den Kapiteln 7 und 8 dieses Ratgebers haben wir darauf hingewiesen, was im Rahmen der Kommunikation, gerade in der suizidalen Krise, beachtet werden sollte. Die Eltern sollten eine umfangreiche Aufklärung über die möglichen Gründe des suizidalen Verhaltens, dessen Funktionen und Risikofaktoren erhalten. Informationen hierzu lassen sich in den Kapiteln des vorliegenden Ratgebers finden.

Auch benötigen die Eltern Informationen darüber, ob bei ihrem Kind eine seelische Störung vorliegt, die im Zusammenhang mit den suizidalen Gedanken und Handlungen steht. Wichtig ist auch, den Eltern mögliche Hilfen und Behandlungsmaßnahmen aufzuzeigen.

Eltern können sehr helfen, wenn es ihnen gelingt, in dieser Krisensituation für ihr Kind unterstützend tätig zu sein. Dies kann für Eltern sehr schwierig sein, weil sie selbst durch die Suizidalität ihres Kindes oder durch den Suizidversuch emotional massiv belastet sind. Nicht selten bestehen bei den Eltern Gefühle von Ratlosigkeit, Hilflosigkeit bis hin zu Verzweiflung, aber durchaus auch Gefühle von Wut und Ärger. Für Eltern stellt sich dabei die Frage des Warums, der möglichen Auslöser und der eigenen Verantwortlichkeit (z. B. Schuldvorwürfe). Zur Unterstützung ihres Kindes benötigen Eltern Hilfe von ihrem eigenen sozialen Umfeld und beratende und therapeutische Angebote von Fachleuten.

Besonders belastend für Eltern ist es, wenn es zu wiederholten suizidalen Krisen bei ihrem Kind kommt und sie immer in einer Anspannung, Unsicherheit und Angst um ihr Kind leben. Eine schwierige Situation ist für Eltern auch, wenn sie ihr Kind als suizidal erleben, dieses aber nicht bereit ist, sich bei einem Arzt oder Psychotherapeuten vorzustellen, um Hilfe zu bekommen. Ebenso schwierig kann es werden, wenn es zu einer Vorstellung bei einem Arzt gekommen ist, der Arzt zur dringenden Aufnahme rät, das Kind oder der/die Jugendliche aber nicht in der Klinik bleiben möchte. Welche Möglichkeiten haben Eltern in einer solchen Situation? Wünschen die Sorgeberechtigten eine Vorstellung oder unterstützen den Rat des Arztes zu einer stationären Aufnahme, bietet sich die Möglichkeit der Vorstellung bzw. Aufnahme auf der Grundlage eines zivilrechtlichen Beschlusses nach § 1631b BGB (Bürgerliches Gesetzbuch). Dieser erfolgt auf Antrag der Sorgeberechtigten beim zuständigen Familiengericht.

In einem Notfall kann das Kind oder der/die Jugendliche auch ohne bereits bestehende richterliche Anordnung rechtskonform zu einer Untersuchung oder Behandlung, auch gegen seinen/ihren Willen, in eine kinder- und jugendpsychiatrische Klinik gebracht werden. Die richterliche Genehmigung muss in einem solchen Fall „unverzüglich“ nachgeholt werden.

Merke

Wichtig ist, auch im häuslichen Umfeld darauf zu achten, dass keine für das Kind oder Jugendlichen potenziell gefährdenden Gegenstände frei zugänglich sind. Das ist im Extremfall die sichere Verwahrung einer Schusswaffe, sehr viel häufiger aber das Verschließen der Hausapotheke, in der sich häufig gefährliche, oft auch alte und abgelaufene Medikamente in großer Zahl befinden. Diese gilt es, zu entsorgen.

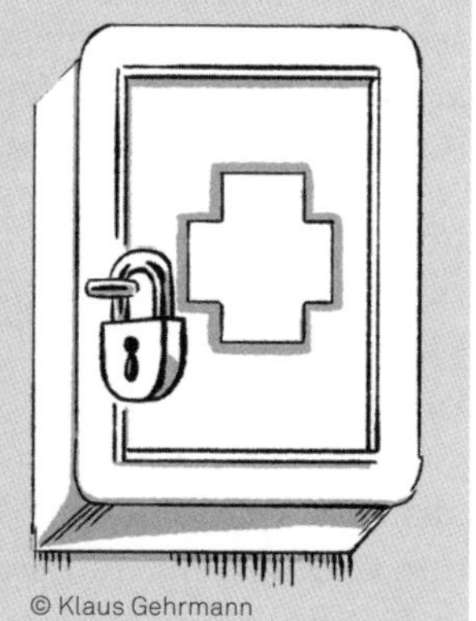

11 Welche Rolle spielen die Medien bei Suizidalität?

Der Darstellung von Suiziden in den öffentlichen Medien wie Fernsehen, Internet und Printmedien kommt eine große Bedeutung zu. Gerade für Kinder und Jugendliche, die sich mit suizidalen Gedanken beschäftigen, sind Darstellungen in Medien von Suiziden oft der endscheidende Punkt, eigene suizidale Gedanken in die Tat umzusetzen. Nicht selten genau nach der gleichen Methode, wie sie von der Person aus den Medien angewendet wurde. Das Kind oder der/die Jugendliche sieht hier, dass eine bekannte Persönlichkeit wie er/sie selbst keinen Ausweg mehr gesehen und als Lösung den Suizid gewählt hat. Eine bekannte Person wird als Vorbild genommen und der Suizid nachgeahmt. Sehr stark hat sich dieser Nachahmungseffekt bei dem früheren Fußball-Nationaltorhüter Robert Enke gezeigt. Durch die breite Darstellung seines Suizides in den Medien kam es zu einer großen Anzahl von Nachahmungen bei Jugendlichen. Auch durch die „Netflix"-Serie „Tote Mädchen lügen nicht", in der sich die Hauptdarstellerin suizidiert, kommt es zu diesem Nachahmungseffekt. Suizide in der Familie, im Freundeskreis oder in der Schule können ebenfalls diesen Effekt auslösen. Auch Suizidbeschreibungen in Zeitungen oder Büchern können eine „Auslösefunktion" haben, z.B. in einem Buch mit dem Titel „Der Selbstmordclub", in dem asiatische Jugendliche, im Manga-Stil gezeichnet, gemeinschaftlich einen Suizid durch den Sprung vor eine U-Bahn begehen.

Problematisch ist auch, wenn ein Jugendlicher bzw. eine Jugendliche mit suizidalen Gedanken intensiven Kontakt im Internet zu Personen sucht, die sich ebenfalls intensiv mit dem Thema Suizid beschäftigen. Hier kann es in sogenannten „Suizidforen" zu Absprachen zum Suizid unter Jugendlichen kommen.

Merke: Nachahmungseffekt

Folgende Faktoren können bei einem Kind oder einem/einer Jugendlichen einen Nachahmungseffekt auslösen und sollten besondere Beachtung finden.

- Der Suizid wird in den Medien als eine mögliche Lösung eines Problems dargestellt.

- Es besteht eine mögliche Identifikation mit der Person, die sich suizidiert hat (gilt besonders bei bekannten und berühmten Personen).
- Es erfolgt eine detaillierte Darstellung der Suizidmethode.
- Es werden Bilder über die Umstände des Suizides (z. B. welche Brücke genutzt wurde) dargestellt.
- Es finden sich wiederkehrende Berichterstattungen über den Suizid.

12 Was kann die Schule tun und was sollte sie nicht tun?

Nicht selten ist die Schule der Ort, an dem ein Schüler bzw. eine Schülerin erstmalig über suizidale Gedanken und/oder suizidale Handlungen spricht. Dies kann gegenüber der Freundin oder dem Freund sein, aber auch gegenüber einer Lehrkraft, zu der ein Vertrauensverhältnis besteht. Immer wieder geschieht es auch, dass Schüler bzw. Schülerinnen von einem Mitschüler bzw. einer Mitschülerin suizidale Äußerungen vernehmen und sich damit an eine Lehrkraft wenden. Untersuchungen haben gezeigt, dass Jugendliche, die einen Suizidversuch unternommen haben, in ihrem sozialen Umfeld nicht selten über ihre Verzweiflung und einhergehende suizidale Gedanken gesprochen haben, wenn auch oft nur in Andeutungen. Oder die Lehrkraft erfährt von Gerüchten, dass es einem Schüler bzw. einer Schülerin nicht gut geht und dieser/diese immer wieder von Suizid spricht. Daher gilt es für die Lehrerschaft, diese Andeutungen wahrzunehmen und den Schüler/die Schülerin in einer geeigneten Situation anzusprechen und Hilfen aufzuzeigen.

Da das Thema Suizidalität vielen Menschen Angst macht und sie verunsichert, ist das Ansprechen häufig ein Tabuthema und wird deshalb unterlassen. Nicht selten besteht auch die Fehlannahme, dass ein Ansprechen zu einer verstärkten Suizidalität führt oder sogar einen Suizidversuch erst auslösen könnte. Dabei sind Andeutungen über einen möglichen Suizid häufig auch ein Hilferuf des Kindes oder des/der Jugendlichen, und ein Ansprechen kann zur Entlastung und Einleitung von ersten Hilfen führen.

Merke

Bekomme ich als Lehrkraft Hinweise, dass einer meiner Schüler bzw. dass eine meiner Schülerinnen suizidale Gedanken äußert, ist es wichtig, mit diesem/dieser zeitnah ein persönliches Gespräch zu suchen.

Für ein solches Gespräch finden Sie Hilfen und Anregungen in den Kapiteln 6 und 7 dieses Ratgebers. Im Gespräch ist es wichtig, dem Schüler bzw. der Schülerin frühzeitig zu vermitteln, dass man suizidale Absichten zum Wohlergehen des Schülers/der Schülerin nicht für sich behalten kann. Vermeiden

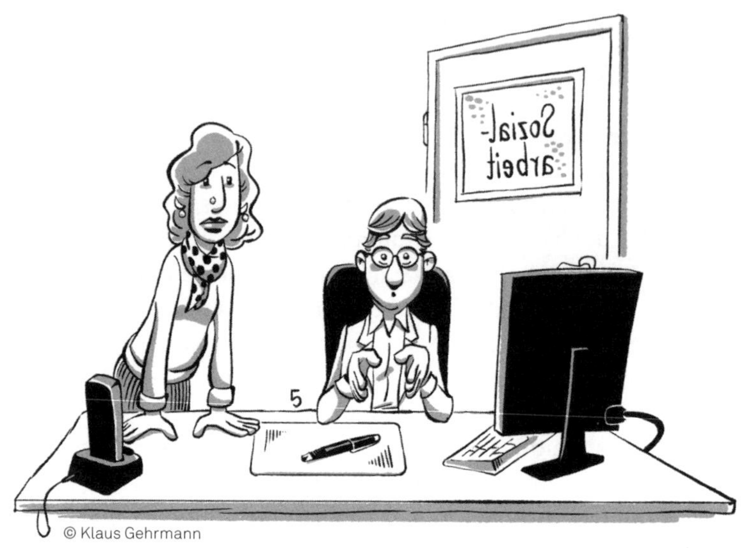

© Klaus Gehrmann

sollte man deshalb, dem Schüler/der Schülerin zu Beginn eines Gespräches zu versichern, dass man keinem anderen etwas von dem Inhalt dieses Gespräches mitteilen werde. Dies ist auch aus forensischen Gründen nicht zu empfehlen, da die Lehrkraft im Falle eines Suizidversuches oder Suizides mitverantwortlich gemacht werden kann. Insbesondere dann, wenn die Eltern keinerlei Kenntnisse über die Suizidalität ihres Kindes oder ihres/ihrer Jugendlichen hatten. Prinzipiell ratsam ist es, sich, wenn möglich, Unterstützung in der eigenen Schule zu holen. Dies kann ein besonders geschulter Vertrauenslehrer bzw. eine Vertrauenslehrerin sein, ein Schulpsychologe/eine Schulpsychologin oder der Schuldirektor/die Schuldirektorin.

Merke

Konkretisiert sich im Gespräch der Verdacht der Suizidalität, sollten die Sorgeberechtigten unverzüglich benachrichtigt werden.

Besteht der Verdacht auf eine akute Suizidalität, muss die betreffende Schülerin oder der betreffende Schüler unverzüglich ärztlich vorgestellt und untersucht werden. In einem solchen Fall sollte der Notarzt gerufen werden, der dann über das weitere Vorgehen entscheidet. Je nach dessen Entscheidung kann es z. B. zur Übergabe an die Eltern, zur Vorstellung bei einem Facharzt für Kinder- und Jugendpsychiatrie oder zur Vorstellung mit Rettungswagen in einer kinder- und jugendpsychiatrischen Klinik kommen. Bis zum Eintreffen des Notarztes sollte der Schüler bzw. die Schülerin in der Betreuung einer Lehrkraft sein. Nicht ratsam ist es, den Betroffenen durch einen Mitschüler bzw. eine Mitschülerin betreuen zu lassen oder alleine im Krankenzimmer warten zu lassen. In keinem Fall sollte ein betroffener Schüler bzw. eine Schülerin im PKW einer Lehrkraft nach Hause, zum Arzt oder in eine Klinik transportiert werden.

Ist es in einer Schule zu einem Suizidversuch oder zu einem Suizid gekommen, führt dies unter den Schülern und Schülerinnen zu erhöhter Aufmerksamkeit und Unruhe. In der Schule verbreitet sich diese Nachricht meist wie ein „Lauffeuer“. Bei anderen Schülern und Schülerinnen, die sich selbst in einer schwierigen emotionalen Situation befinden, kann dies zu Nachahmungseffekten führen. Es kann aber auch dazu führen, dass die erlebte Aufmerksamkeit für das Thema Suizid für andere Schüler bzw. Schülerinnen einen Anlass darstellt, sich ebenfalls intensiver mit suizidalen Gedanken auseinanderzusetzen oder auch suizidale Handlungen anzukündigen.

Für die Schule ist deshalb ratsam, Spekulationen über mögliche Motive, konkrete Handlungen und Auslöser zu unterbinden. Nicht zulassen oder unterstützen sollte man auch intensive Diskussionen über die gewählte Methode und die Reaktionen aller Betroffenen. Nicht ratsam ist es, z. B. Referate von Schülern oder ungeschulten Laien abhalten zu lassen. Dies birgt die große Gefahr, dass es zu einer Verstärkung der Aufmerksamkeit für das Thema Suizid kommt. Durch eine solche allgemeine Erhöhung der Aufmerksamkeit steigt die Gefahr von Nachahmungen deutlich an.

Ratsam ist es hingegen, die von dem Suizidversuch oder dem Suizid besonders Betroffenen (z. B. beste Freundin) oder auch emotional stark belastete und damit gefährdete Schüler und Schülerinnen gezielt anzusprechen und schnelle und konkrete Hilfen anzubieten. Dabei sollten von Seiten der Schule die Eltern dieser Kinder oder Jugendlichen frühzeitig einbezogen werden.

Ist in einer Schule das Thema Suizidversuch und Suizid allgegenwärtig und ist es auch schon zu Nachahmungseffekten gekommen, sollte sich die Schule um professionelle Hilfe, etwa durch eine schulpsychologische Beratungsstelle, bemühen.

13 Was können die Kinder und Jugendlichen selbst tun?

Wenn du unter suizidalen Gedanken leidest und dir überlegst, ob du dir nicht das Leben nehmen solltest, ist dies immer auch ein Zeichen dafür, dass du Hilfe und Unterstützung brauchst. Was du nun selbst machen kannst, ist, den Menschen, für die du wichtig bist, die Gelegenheit zu geben, dir in deiner schwierigen Lage zu helfen. Dies können sie jedoch nur, wenn sie auch davon wissen, dass es dir schlecht geht, du vielleicht sehr traurig bist, Kummer hast und deshalb Gedanken hast, nicht mehr leben zu können oder zu wollen.

Ansprechen kannst du natürlich besonders die Menschen, zu denen du viel Vertrauen hast. Vielleicht sind dies deine Eltern und Freunde, aber auch Vertrauenspersonen, wie z. B. Großeltern oder Lehrkräfte. Diese Vertrauenspersonen können dir im Gespräch selbst helfen, sie können dich aber auch unterstützen, z. B. Hilfe bei Ärzten, Therapeuten oder Beratungsstellen zu bekommen. Am Ende des Ratgebers auf Seite 50 findest du Adressen, bei denen du Hilfe (Telefon, Internet, Einrichtungen) bekommen kannst. Natürlich kannst du dich auch selbst an diese Adressen bzw. Personen wenden, aber oft fällt das Betroffenen ziemlich schwer.

Viele Kinder und Jugendliche haben in einer solch schwierigen Situation die Vorstellung, dass sie die anderen nur mit ihren Problemen zusätzlich belasten oder dass die ihnen eh nicht helfen können oder wollen, und behalten ihre Sorgen und Kummer deshalb für sich. Manchmal schämen sich Kinder und Jugendliche auch für ihren Zustand und trauen sich deshalb nicht, darüber zu sprechen. Du solltest jedoch wissen, dass alleine das Darüber-Sprechen manchmal schon eine große Hilfe sein kann und sich beim Sprechen erste Hilfen ergeben können.

Wenn sich dir verstärkt suizidale Gedanken aufdrängen, hat dies ja auch etwas mit deinem seelischen Zustand zu tun. Oft ist man verzweifelt, hat eine schlechte Stimmung und leidet auch unter ausgeprägt unangenehmen Gefühlen. Beim Umgang mit unangenehmen Gefühlen kannst du nun selber etwas tun und damit vielleicht auch deine suizidalen Gedanken in einer Krisensituation verringern.

Hilfen in der Krisensituation

- Atme ruhig und gleichmäßig.
- Nimm eine entspannte Körperhaltung ein, öffne z.B. deine Handflächen, lass die Arme locker herabhängen, entspanne deine Muskeln.
- Richte deine Gedanken auf angenehme Situationen aus deiner Vergangenheit.
- Lenke dich ab, z.B. durch Musikhören, Computerspielen.
- Sprich dir selber Mut zu.
- Suche Kontakt zu für dich wichtigen Menschen.

© Klaus Gehrmann

- Bleibe nicht alleine, sondern gehe zu anderen Menschen.
- Trinke keinen Alkohol oder nimm keine andere Drogen.
- Schau in deinen Sicherheitsplan.

Das Hauptziel eines Sicherheitsplans ist es, dass du dir in einer Krisensituation beim Auftreten von suizidalen Gedanken noch einmal klarmachst, was du selber tun kannst, und noch einmal konkrete Handlungsanweisungen und Hilfestellungen nachlesen kannst.

Inhaltlich sollten in deinem Sicherheitsplan Ablenkungsbewältigungsstrategien aufgelistet sein, die dir in der Krise helfen könnten, z.B. Musik hören, Computer spielen, Fernsehen schauen, einen Freund anrufen, einkaufen etc. Ziel dabei ist, die unangenehmen Gefühle abzuschwächen und dich so kurzfristig zu stabilisieren. Darüber hinaus kann dein Sicherheitsplan auch körperliche Bewältigungsstrategien enthalten, die sowohl ablenkend als auch anstrengend sind, z.B. Joggen, Fahrrad fahren, Spinning und Ähnliches mehr. Und nicht zuletzt sollte er auch individuell zugeschnittene und abgestimmte positive selbstbezogene Äußerungen enthalten. Die Bestandteile deines Sicherheitsplans können folgende sein:

1. Eine Liste oder Aussagen darüber, was deine persönlichen Auslöser sind, die zu einem erhöhten Risiko für suizidales Verhalten oder selbstverletzendes Verhalten führen.

2. Eine Liste von Bewältigungsstrategien für diese Auslöser, die du z.B. mit deinem Therapeuten gemeinsam entwickelt hast.
3. Eine Liste von Personen mit Namen und Kontaktdaten, die als Quellen für eine hilfreiche Unterstützung bereitstehen können.
4. Kontaktinformationen zur Erreichbarkeit für dich wichtiger Personen.
5. Eine Reihe von Kontakt-Telefonnummern einschließlich von Notfallnummern.
6. Eine Aussage darüber, wie der Zugang zu Suizidmitteln verhindert werden kann.
7. Ein Ort, an dem „Gründe für das (Weiter-)Leben" hinterlegt werden können.

Abbildung 1 zeigt dir, wie du einen solchen Sicherheitsplan in etwa ausfüllen könntest. Im Anhang des Ratgebers (vgl. S. 53) findest du außerdem auch noch eine Vorlage für einen Sicherheitsplan, den du kopieren und selbst ausfüllen kannst.

Bisher haben wir Hilfen aufgelistet, wie du ganz konkret unangenehme Gefühle in der Krisensituation abschwächen kannst. Du kannst natürlich auch etwas dafür tun, um deine Anfälligkeit für unangenehme Gefühle zu verringern, bevor du in eine Krisensituation kommst. Dazu solltest du beispielsweise die folgenden Punkte beachten:

- Iss und trink regelmäßig.
- Achte auf ausreichenden Schlaf.
- Bewege dich regelmäßig und treibe Sport.
- Triff Freunde und ziehe dich sozial nicht zurück.
- Plane mehrere Aktivitäten pro Tag.
- Vermeide Alkohol- und Drogenkonsum.
- Lass eine mögliche seelische Störung durch einen Fachmann behandeln (z.B. eine depressive Störung).

Wenn man ratlos oder verzweifelt ist, sucht man Hilfe auch im Internet. Sei dabei vorsichtig und wachsam. Besuche keine Foren mit Anleitungen für die Durchführung von Suiziden, triff keine Verabredungen und meide Foren, in denen der Suizid befürwortet und als einzige Möglichkeit, deine Probleme anzugehen, dargestellt wird. Am Ende dieses Ratgebers auf Seite 50 findest du Internetadressen, bei denen du dir Hilfe und Rat holen kannst.

Mein Sicherheitsplan

1. Was sind meine Auslöser für Suizidgedanken? Wie und woran kann ich erkennen (Warnzeichen!), ob ich selbst etwas machen muss, um mich zu schützen und sicher zu bleiben?

→ Auslöser: *Wenn ich gestresst bin*

→ Warnzeichen: *Wenn ich mich in mein Zimmer zurückziehe und mit niemandem mehr rede*

2. Was kann ich tun, wenn ich die Auslöser für Suizidgedanken bemerke?

a) Ich versuche mich zu entspannen mit/durch

→ *Musik hören, meine Kopfhörer gebrauchen*

b) Ich kann körperliche Aktivitäten ausführen, wie zum Beispiel

→ *laufen/joggen*

c) Ich kann mich ablenken mit/durch

→ *Sportsendungen oder Filme im Fernsehen schauen*

d) Ich kann hilfreiche Sätze oder Gedanken einsetzen, wie zum Beispiel

→ *„Ich habe ein paar gute Freunde, die sich um mich kümmern."*

→ *„Nur heute ist ein schlechter Tag, morgen wird es schon besser sein."*

e) Ich kann mit folgenden Familienmitgliedern, Freunden oder Helfern Kontakt aufnehmen:

→ *mit meiner Mutter* ______ unter der Tel.-Nr.: ______

→ *mit meinem Freund Tom* ______ unter der Tel.-Nr.: ______

→ *mit Tante Iris* ______ unter der Tel.-Nr.: ______

f) Ich rufe bei meinem Therapeuten an oder bei folgenden Notfallnummern an *oder* ich gehe direkt zur Notfallabteilung im Krankenhaus:

→ Notfall-Nummer: ______

→ Nächste Notfall-Abteilung/Klinik: ______

Dienstzeiten der zuständigen Klinik: Mo – Fr von *8.00* Uhr bis *17.00* Uhr

→ Tel.-Nr. meines Therapeuten/Arztes: ______

→ Suizid-Präventions-Hotline: ______

g) Ich entferne alle Mittel und Methoden, mit denen ich mich verletzen kann; ich lasse mir dabei von Familienmitgliedern oder anderen Menschen helfen.

3. Einige Sachen und Dinge, die mir sehr wichtig sind, und die es wert sind, dafür am Leben zu bleiben:

→ *mit meinen Freunden zusammen sein*

→ *für meinen kleinen Bruder da sein*

→ ______

______ ______

(Unterschrift: Klient/Patient) (Datum)

______ ______

(Unterschrift: Therapeut/Arzt) (Datum)

______ ______

(Unterschrift: Vater/Mutter) (Datum)

Abbildung 1: Sicherheitsplan

14 Welche Rolle spielt der Freundeskreis und wie kann er Betroffene unterstützen?

Suizidalität ist unter Jugendlichen immer öfter ein Thema, welches diskutiert wird. Manchmal erfahren Jugendliche in ihrem Umfeld, dass es einer Freundin, einem Freund, einer Schulkameradin bzw. einem Schulkameraden oder einer/einem Bekannten nicht gut geht und diese/dieser suizidale Gedanken äußert. Oder man merkt, dass jemand aus dem Freundeskreis trauriger geworden ist, sich immer mehr zurückzieht und phasenweise einen verzweifelten Eindruck macht. Man beginnt, sich Sorgen zu machen, dass dieser sich etwas antun könnte. Wie soll man sich in einer solchen Situation verhalten? Wie kann man helfen? Was sollte man nicht tun?

Oft ist die größte Sorge, dass es, wenn man den Freund oder die Freundin darauf anspricht, dann zu einer Verstärkung seiner suizidalen Gedanken kommt und man vielleicht einen Suizidversuch damit erst auslöst. Das Gegenteil ist der Fall! Sprich deine Freundin oder deinem Freund darauf an, teile ihm/ihr mit, dass du dir um ihn bzw. sie Sorgen machst und biete deine Hilfe an. Du solltest eine Gelegenheit suchen, in der du mit der Person alleine bist und es die Möglichkeit zu einem ungestörten Gespräch gibt. Du wirst feststellen, dass ein solches Gesprächsangebot von den allermeisten sehr positiv aufgenommen wird. Sie sind oft ratlos, sehen keine Lösung für ihre Probleme, und dann ist es sehr hilfreich, mit einem Menschen zu sprechen. Nicht selten führt ein solches Gespräch zu einer ersten Entlastung.

Es wird aber auch vielleicht Situationen geben, in denen dich ein solches Gespräch selbst überfordert, du von der Schwere der Probleme überrollt wirst, selbst völlig ratlos bist und das Gefühl hast, überhaupt nicht helfen zu können. Denk daran, dass du nicht sofort Lösungen aufzeigen musst und dass das Sprechen darüber schon viel hilft.

Merke

Durch die Ansprache einer suizidalen Person wirst du einen Suizidversuch nicht auslösen. Erst durch das Ansprechen wird Hilfe möglich!

Motiviere diejenige/denjenigen, sich auch anderen Menschen, denen er/sie vertraut, mitzuteilen. Das können die Eltern, Lehrkräfte, Erzieher etc. sein. Du musst bedenken, dass das Grundgefühl vieler Betroffener ist, „nicht mehr weiter zu können“ oder „keinen Ausweg mehr zu sehen“. Dies gilt es zu entlasten, indem ihnen jemand versichert, dass ihre Situation zeitlich begrenzt und vorübergehend ist, dass es alternative Lösungsmöglichkeiten gibt und dass sie nicht mit ihren Problemen alleine da stehen, sondern dass es Personen gibt, die ihnen helfen.

Falls er/sie in therapeutischer Behandlung ist, rede ihm/ihr zu, sich zeitnah an seinen/ihren Therapeuten zu wenden, oder gib den Rat, sich z. B. an die Telefonseelsorge oder die „Nummer gegen Kummer“ zu wenden.

Wenn eine Freundin oder ein Freund davon spricht, sich vielleicht das Leben nehmen zu wollen, ist es wichtig, möglichst schnell Hilfen zu installieren. Problematisch kann sein, wenn du demjenigen/derjenigen versprechen musstest, keinem von seinen/ihren Gedanken etwas zu verraten, z. B. auch nicht seinen/ihren Eltern. Dies ist oft eine ganz schwierige Situation: Du hast ein Versprechen abgegeben, möchtest aber auch helfen. Es kann aber auch sein, dass du von deiner Freundin/deinem Freund eine SMS bekommst, in der sie/er schreibt, dass sie/er gerade Tabletten genommen hat und nun sterben möchte. In solchen Fällen geht die Organisation von Hilfe vor, das heißt, die Eltern müssen sofort angerufen werden oder, wenn man diese nicht erreicht und/oder auch den Aufenthaltsort nicht kennt, muss die Polizei und der Rettungsdienst informiert werden. Du hast in solchen Fällen auch nicht das Vertrauen deiner Freundin/deines Freundes missbraucht, sondern verantwortlich gehandelt und gezeigt, dass du helfen willst. Denk daran: Viele Kinder und Jugendliche sind, wenn rechtzeitige Hilfe gekommen ist, sehr froh, dass sie noch leben, da viele Suizidversuche aus einer besonderen Krise heraus auftreten. Die Ursachen für eine solche Krise lassen sich häufig jedoch lösen.

Wenn es zu einem Suizidversuch gekommen ist, führt dies im Freundeskreis oft zu großer Betroffenheit, aber auch nicht selten zu vielen Gerüchten und Spekulationen. An dieser „Gerüchteküche“ solltest du dich nicht beteiligen, da dies für den Betroffenen/die Betroffene nicht hilfreich ist und ihm/Ihr beispielsweise nach einer Behandlung das Wiederkommen erschwert. Zeige deinem Freund oder deiner Freundin, dass du dich freust, ihn/sie zu sehen, unterstütze ihn/sie und halte dich anfangs mit Fragen zurück.

15 Gibt es noch weitere Hilfen?

Kommt es bei einem Kind oder einem Jugendlichen zu suizidalen Gedanken und Handlungen, liegt nicht selten eine umfassende Problemlage vor. Es kann, wie dargelegt, eine seelische Störung eine Ursache sein, aber auch ganz unterschiedliche Konflikte und Probleme im gesamten sozialen Umfeld des Kindes oder Jugendlichen können eine Rolle spielen. Im Vordergrund der Problematik steht häufig die Familie, oft aber auch die schulische Situation und der Freundeskreis. Gerade bei sehr komplexen Problemlagen und bei wenig Ressourcen in der Familie bedarf es umfassender Hilfen.

Ergänzend zu den kinder- und jugendpsychiatrischen, psychologischen und psychotherapeutischen Maßnahmen, die über die Krankenkassen finanziert werden, kommen Unterstützungsmöglichkeiten der Jugendhilfe zum Tragen. Aufgabe der Kinder- und Jugendhilfe ist es, die Entwicklung junger Menschen zu fördern und ihre Erziehung zu einer eigenverantwortlichen Persönlichkeit zu unterstützen. Ziel ist es auch, die Erziehungsverantwortlichkeit der Eltern zu fördern und zu stärken. Die Jugendhilfe verfügt über eine große Palette von Hilfen und Maßnahmen. Diese Hilfe können von ganz unterschiedlicher Intensität sein und reichen von wenigen Stunden Betreuung in der Woche, bis hin zu vollstationären „Rund-um die-Uhr-Hilfen". Träger solcher Jugendhilfemaßnahmen ist das Jugendamt vor Ort. Nach wie vor ist für viele Eltern das Wort „Jugendamt" mit Ängsten verbunden, da das Jugendamt nicht als Hilfe gesehen wird, sondern als Kontrollorgan. Hier bedarf es der Aufklärung, um diese Ängste aufzulösen.

Ambulante Hilfen

Ambulante Hilfen sind überwiegend beratend und beziehen sich auf sogenannte Hilfen zur Erziehung. Sie richten sich an das einzelne Kind oder den Jugendlichen, aber auch die gesamte Familie. Eine sehr niederschwellige und kostenfreie Hilfe ist z. B. eine Erziehungsberatung. Hierbei können die Eltern, aber auch das Kind oder Jugendliche beraten werden. Entscheidend für die Form der Hilfe ist der erzieherische Bedarf. Der Bedarf wird gemeinsam mit dem Kind bzw. dem/der Jugendlichen und seiner Familie sowie dem zuständigen Jugendsamtmitarbeiter ermittelt. Hierfür müssen die Eltern einen Antrag auf Erziehungshilfe beim zuständigen Jugendamt stellen. Eine mögliche

Hilfe für Familien mit einem suizidalen Kind oder Jugendlichen ist die *sozialpädagogische Familienhilfe*. Diese richtet sich in erster Linie an Familien, die über wenige eigene Ressourcen verfügen (z.B. sozial benachteiligte Familien), besonders dann, wenn die Schwierigkeiten der Familie sich auf mehrere Lebensbereiche beziehen. Eine sozialpädagogische Familienhilfe kann durch eine intensive Betreuung der Familie in Erziehungsfragen, bei der Bewältigung von innerfamiliären Konflikten und Krisen sowie bei der Lösung von Alltagsproblemen helfen und hat das Ziel der Hilfe zur Selbsthilfe.

Bedarf insbesondere das suizidale Kind oder der/die Jugendliche einer Hilfe, gibt es die Möglichkeit der Einrichtung eines *Erziehungsbeistands*. Bei dieser Form der pädagogischen Unterstützung steht das Kind oder der/die Jugendliche im Vordergrund. Der Erziehungsbeistand kann einem Kind oder einem/einer Jugendlichen bei der Bewältigung von allgemeinen Entwicklungsaufgaben (z.B. Verein- oder Schulbesuch) helfen. Dies sollte möglichst unter Einbeziehung des sozialen Umfeldes geschehen und zu einer Stabilisierung und auch Verselbstständigung des Kindes oder des/der Jugendlichen führen.

Intensive Hilfen bis hin zu stationären Maßnahmen

Sind die oben beispielhaft aufgeführten weniger intensiven ambulanten Hilfen nicht ausreichend, weil das Kindes oder der/die Jugendliche immer wieder suizidale Gedanken äußert oder suizidale Handlungen durchführt, kommen hoch intensive ambulante Maßnahmen und auch stationäre Jugendhilfemaßnahmen in Betracht.

Eine hoch intensive ambulante Jugendhilfemaßnahme ist die *intensive sozialpädagogische Einzelbetreuung*. Diese Hilfe beinhaltet eine hochfrequente Einzelbetreuung (manchmal von mehreren pädagogischen Fachkräften), die langfristig angelegt ist, z.B. für einen Jugendlichen bzw. eine Jugendliche mit wiederkehrenden Selbstverletzungen und Suizidversuchen. Diese Hilfe ist speziell auf die Bedürfnisse des/der Jugendlichen zugeschnitten.

Ist das Kind oder der/die Jugendliche besonders schwer betroffenen und bestehen zusätzlich ungünstige familiäre Verhältnisse (z.B. eine psychische Erkrankung eines Elternteils) und ist ein Elternteil mit der Betreuung des suizidalen Kindes oder Jugendlichen überfordert, kann die Herausnahme des Kindes oder des/der Jugendlichen sinnvoll sein. Es folgt dann die Betreuung in *stationären Jugendhilfeeinrichtungen*, wie z. B. Pflegefamilien, Wohngruppen und spezialisierten therapeutischen Heimeinrichtungen.

Anhang

Weiterführende Fachliteratur

Chehil, S. & Kutcher, S. (2013). *Das Suizidrisiko. Abschätzung der Suizidgefahr und Umgang mit Suizidalität*. Bern: Huber.

Deutsche Gesellschaft für Kinder- und Jugendpsychiatrie, Psychosomatik und Psychotherapie (DGKJP) et al. (2016). *Leitlinie Suizidalität im Kindes- und Jugendalter* (4., überarb. Version). Verfügbar unter http://www.awmf.org/leitlinien/detail/ll/028-031.html

Forkmann, T., Teismann, T. & Glaesmer, H. (2016). *Diagnostik von Suizidalität* (Kompendien Psychologische Diagnostik, Bd. 14). Göttingen: Hogrefe. http://doi.org/10.1026/02639-000

In-Albon, T., Plener, P.L., Brunner, R. & Kaess, M. (2015b). *Selbstverletzendes Verhalten* (Leitfaden Kinder- und Jugendpsychotherapie, Bd. 19). Göttingen: Hogrefe.

Plener, P.L. (2015). *Suizidales Verhalten und nichtsuizidale Selbstverletzungen*. Berlin: Springer.

Teismann, T. & Dorrmann, W. (2014). *Suizidalität* (Fortschritte der Psychotherapie, Bd. 54). Göttingen: Hogrefe.

Teismann, T., Koban, C., Illes, F.F. & Oermann, A. (2016). *Psychotherapie suizidaler Patienten. Therapeutischer Umgang mit Suizidgedanken, Suizidversuchen und Suiziden* (Therapeutische Praxis, Bd. 83). Göttingen: Hogrefe. http://doi.org/10.1026/02584-000

Wewetzer, C. & Quaschner, K. (2019). *Suizidalität* (Leitfaden Kinder- und Jugendpsychotherapie, Bd. 27). Göttingen: Hogrefe.

Wolfersdorf, M., Mauerer, C., Franke, C., Schiller, M., König, F. (1999). Krisenintervention bei Suizidalität. *Journal für Psychotherapie, 4*, 146–154.

Ratgeber – Empfehlungen

Groen, G., Ihle, W., Ahle, E. & Petermann, F. (2012). *Ratgeber Traurigkeit, Rückzug, Depression. Information für Betroffene, Eltern, Lehrer und Erzieher* (Ratgeber Kinder- und Jugendpsychotherapie, Bd. 16). Göttingen: Hogrefe.

In-Albon, T., Plener, P., Brunner, R. & Kaess, M. (2015a). *Ratgeber Selbstverletzendes Verhalten. Information für Betroffene, Eltern, Lehrer und Erzieher* (Ratgeber Kinder- und Jugendpsychotherapie, Bd. 19). Göttingen: Hogrefe.

Hilfreiche Internetquellen bei Suizidalität

Deutschland
www.jugendnotmail.de
Jugendnotmail – kostenlose und anonyme Online-Beratung durch Psychologen und Pädagogen. Für Jugendliche bis zum Alter von 19 Jahren geeignet.

www.frnd.de
Freunde fürs Leben. Informationen über Suizid und Suizidprävention. Aufklärung und Hilfen.

www.nummergegenkummer.de
Informationen und Hilfe für Kinder, Jugendliche und Eltern.

www.u25-deutschland.de
Anonyme Beratung und Begleitung für Kinder und Jugendliche bei Krisen und Suizidgedanken.

www.caritas.de
Online-Beratung für suizidgefährdete Jugendliche.

www.suizidprävention-deutschland.de
Nationales Suizid-Präventionsprogramm für Deutschland – liefert zahlreiche Informationen und Materialien.

www.suizidprophylaxe.de
Deutsche Gesellschaft für Suizidprävention – Hilfe in Lebenskrisen. Informationen, Mitteilungen und Hilfsangebote.

www.agus-selbsthilfe.de
Angebote für „Angehörige um Suizid“, in Form von Selbsthilfegruppen, kostenlosen Unterlagen, Literaturhinweisen und Trauerseminaren.

www.telefonseelsorge.de
Mailberatung, Chatberatung und Face-to-Face-Beratung bei Krisen.

www.bkjpp.de
Berufsverband der niedergelassenen Kinder- und Jugendpsychiater mit Kontaktadressen für eine kinder- und jugendpsychiatrische Diagnostik und Behandlung.

www.bptk.de
Informationsseite der Bundespsychotherapeutenkammer.

Österreich
www.suizid-praevention.gv.at
Informationsseite der Österreichischen Gesellschaft für Suizidprävention.

https://www.rataufdraht.at/online-beratung
Online-Beratung für Kinder und Jugendliche, auch telefonische Beratung möglich.

www.telefonseelsorge.at
Mailberatung und Chatberatung bei Krisen.

Schweiz
www.u25ostschweiz.ch
Online-Beratung für Kinder und Jugendliche.

www.ipsilon.ch
Initiative zur Prävention von Suizid.

www.143.ch
Telefonberatung, Mailberatung und Chatberatung bei Krisen.

Hilfreiche telefonische Angebote

Deutschland
- Telefonseelsorge – kostenfreie Anrufe: 0800/1110111 und 0800/1110222
- Nummer gegen Kummer (Kinder- und Jugendtelefon) – anonym und kostenlos vom Handy und Festnetz aus erreichbar: 116111
- Muslimische Telefonseelsorge: 030/443509821

Österreich
- Telefonseelsorge – kostenfreie Anrufe: 142
- Rat auf Draht – kostenfreie Notrufnummer für Kinder und Jugendliche: 147

Schweiz
- Dargebotene Hand – kostenlose Notrufnummer: 143
- Notrufnummer für Kinder und Jugendliche: 147

Hilfreiche Einrichtungen

- Kinder- und jugendpsychiatrische Kliniken
- Ambulante, teilstationäre und stationäre Diagnostik und Behandlungsangebote
- Erziehungs- und Familienberatungsstellen
- Kinder- und Jugendnotdienste an Jugendhilfeeinrichtungen

Mein Sicherheitsplan

1. Was sind meine Auslöser für Suizidgedanken? Wie und woran kann ich erkennen (Warnzeichen!), ob ich selbst etwas machen muss, um mich zu schützen und sicher zu bleiben?

→ Auslöser: ______________________________

____

→ Warnzeichen: ______________________________

____

2. Was kann ich tun, wenn ich die Auslöser für Suizidgedanken bemerke?

a) Ich versuche mich zu entspannen mit/durch

→ ______________________________

b) Ich kann körperliche Aktivitäten ausführen, wie zum Beispiel

→ ______________________________

c) Ich kann mich ablenken mit/durch

→ ______________________________

d) Ich kann hilfreiche Sätze oder Gedanken einsetzen, wie zum Beispiel

→ ______________________________

→ ______________________________

e) Ich kann mit folgenden Familienmitgliedern, Freunden oder Helfern Kontakt aufnehmen:

→ ______________ unter der Tel.-Nr.: ______________

→ ______________ unter der Tel.-Nr.: ______________

→ ______________ unter der Tel.-Nr.: ______________

f) Ich rufe bei meinem Therapeuten an oder bei folgenden Notfallnummern an *oder* ich gehe direkt zur Notfallabteilung im Krankenhaus:

→ Notfall-Nummer: ______________________________

→ Nächste Notfall-Abteilung/Klinik: ______________________________

Dienstzeiten der zuständigen Klinik: Mo – Fr von ________ Uhr bis ________ Uhr

→ Tel.-Nr. meines Therapeuten/Arztes: ______________________________

→ Suizid-Präventions-Hotline: ______________________________

g) Ich entferne alle Mittel und Methoden, mit denen ich mich verletzen kann; ich lasse mir dabei von Familienmitgliedern oder anderen Menschen helfen.

3. Einige Sachen und Dinge, die mir sehr wichtig sind, und die es wert sind, dafür am Leben zu bleiben:

→ ____________________

→ ____________________

→ ____________________

____________________ ____________________

(Unterschrift: Klient/Patient) (Datum)

____________________ ____________________

(Unterschrift: Therapeut/Arzt) (Datum)

____________________ ____________________

(Unterschrift: Vater/Mutter) (Datum)